Binoy Mathew K. V.
Charu Eapen
Senthil P. Kumar

Fiabilidade e validade simultânea do teste de estabilidade dinâmica dos rotadores

Binoy Mathew K. V.
Charu Eapen
Senthil P. Kumar

Fiabilidade e validade simultânea do teste de estabilidade dinâmica dos rotadores

ScienciaScripts

Imprint

Any brand names and product names mentioned in this book are subject to trademark, brand or patent protection and are trademarks or registered trademarks of their respective holders. The use of brand names, product names, common names, trade names, product descriptions etc. even without a particular marking in this work is in no way to be construed to mean that such names may be regarded as unrestricted in respect of trademark and brand protection legislation and could thus be used by anyone.

Cover image: www.ingimage.com

This book is a translation from the original published under ISBN 978-620-2-06516-0.

Publisher:
Sciencia Scripts
is a trademark of
Dodo Books Indian Ocean Ltd. and OmniScriptum S.R.L publishing group

120 High Road, East Finchley, London, N2 9ED, United Kingdom
Str. Armeneasca 28/1, office 1, Chisinau MD-2012, Republic of Moldova, Europe
Printed at: see last page
ISBN: 978-620-7-84518-7

ÍNDICE

Reconhecimento

Antes de mais, gostaria de agradecer a DEUS Todo-Poderoso, sem cujas bênçãos este estudo não teria sido possível.

Gostaria de manifestar a minha profunda gratidão à **Sra. Charu Eapen**, Professora Associada do Departamento de Fisioterapia, K.M.C, Mangalore, pelo seu valioso apoio, ajuda, orientação e sugestões ao longo do estudo.

Os meus sinceros agradecimentos ao **Sr. P. Senthil Kumar**, Professor Associado do Departamento de Fisioterapia, K.M.C, Mangalore, pelo seu encorajamento, ajuda e sugestões ao longo do estudo.

Gostaria de agradecer ao **Sr. R. Rajashekhar**, professor do Departamento de Fisioterapia, K.M.C, Mangalore, pela sua ajuda durante todo o estudo.

Expresso o meu profundo sentimento de gratidão ao **Sr. Abraham M Joshua**, Professor Associado e Chefe do Departamento, pela sua visão otimista e pelos seus valiosos conselhos.

Estou em dívida para com a **Sra. Suchithra Suresh**, estatística, e o Sr. **M.S.Kotian**, Departamento de Medicina Comunitária, K.M.C, Mangalore, pela orientação na análise estatística durante o estudo.

Gostaria de agradecer a todos os meus sujeitos, que foram uma parte instrumental do estudo, pela sua cooperação na realização deste estudo.

Gostaria de agradecer a todos os membros do corpo docente do Departamento de Fisioterapia pelo seu valioso apoio e encorajamento.

Gostaria de agradecer a todos os estudantes de graduação e pós-graduação pela sua participação durante o programa de habituação do estudo

Gostaria de agradecer a todos os meus superiores e amigos, especialmente a **Pramod Shenoy, Shyam Krishnan, Saravanan, Anupallavi.K, Chetan Nayak, Prithwish Gozi, Sushmitha.N, Pankaj Mallik** e **Sathish,** pelo seu apoio e encorajamento e, por último, mas não menos importante, dedico este trabalho aos meus pais e ao meu irmão, **Bijoy Paul. K.V.,** sem cujas bênçãos e apoio este trabalho não se teria concretizado.

Binoy Mathew K V

Introdução

A dor no ombro pode ser uma condição debilitante e estima-se que seja a terceira causa mais comum de consulta músculo-esquelética nos cuidados primários.[1] A incidência de dor no ombro é bastante elevada na população em geral.[2] Foram encontrados valores de incidência de 0,9-2,5% para diferentes grupos etários. Os valores de prevalência variaram entre 6,9 e 26% para a prevalência pontual, 18,6-31% para a prevalência de 1 mês, 4,7-46,7% para a prevalência de 1 ano e 6,7-66,7% para a prevalência ao longo da vida. [3]

As causas comuns de dor no ombro incluem a capsulite adesiva, a rotura da coifa dos rotadores e o impacto subacromial.[4] A dor no ombro prejudica frequentemente a capacidade de dormir e a amplitude de movimentos restrita e/ou dolorosa do ombro influencia o desempenho das actividades da vida diária. [5]

Quatro anomalias mecânicas básicas que causam dor no ombro são a rigidez, a instabilidade, a fraqueza e a aspereza. A instabilidade é uma queixa funcional. A assimetria, a reprodução dos sintomas e a apreensão são possíveis sinais de instabilidade.[6] Embora muitos doentes com instabilidade da articulação glenoumeral apresentem sintomas vagos, as queixas comuns dos doentes com instabilidade do ombro incluem dor, estalidos, travamento, sensação de instabilidade, rigidez e inchaço. [7]

A instabilidade da articulação do ombro ocorre devido a um desequilíbrio na interação das estruturas estabilizadoras estáticas e dinâmicas. Os estabilizadores estáticos incluem a anatomia óssea, a pressão intra-articular negativa, o labrum glenoide e os ligamentos gleno-umerais, juntamente com a cápsula articular, que proporcionam principalmente estabilidade na extremidade.[8]

As estruturas estabilizadoras dinâmicas incluem os músculos da coifa dos rotadores e as outras estruturas musculares que rodeiam a articulação do ombro. A estabilidade a médio prazo é proporcionada pelos músculos da coifa dos rotadores numa função designada por "compressão da concavidade", em que a força estabilizadora da contração da coifa dos rotadores comprime a cabeça convexa do úmero na concavidade da glenoide.[9] A falha da função dos músculos da coifa dos rotadores no seu papel estabilizador conduz à criação de um eixo de rotação anormal e à translação anormal da cabeça do úmero.[9] A translação excessiva da cabeça do úmero ao longo da glenoide resulta em dor e incapacidade funcional.[10] Os desvios mecânicos nos factores de estabilização da GH podem resultar em lesão de outras estruturas da articulação para além da coifa dos rotadores (por exemplo, o labrum glenoide) e em subluxação da articulação da GH.[8]

O comprometimento da ativação muscular foi também um achado clínico importante em indivíduos com várias patologias do ombro, como o impacto subacromial e as lesões da coifa dos rotadores.[11] O controlo motor alterado em torno do complexo do ombro é normalmente observado através do aumento da atividade do deltoide médio, da diminuição da atividade do supra-espinhoso, do infra-espinhoso e do subescapular, da diminuição da coactivação da musculatura da coifa dos rotadores na articulação glenoumeral e da supressão da estabilização escapular pelos músculos trapézio e serrátil anterior na articulação escapulotorácica.[12]

Os testes habitualmente utilizados para avaliar a estabilidade da articulação do ombro foram o teste de apreensão, o teste de subluxação-deslocação de Jobe, o teste de carga e deslocamento, que foram efectuados principalmente na amplitude final ou média e que eram passivos e avaliavam a integridade das estruturas capsulares e ligamentares.[13]

A contribuição ativa para a estabilidade deve ser testada para implicar programas de reabilitação que abordem a componente ativa da instabilidade do ombro, que se manifesta como instabilidade dinâmica. A avaliação desse controlo e o tratamento dirigido à sua melhoria devem fazer parte integrante da gestão de todas as perturbações do ombro.[9]

Os resultados de investigações recentes demonstraram a necessidade de ter em conta a estabilidade dinâmica das articulações e o sistema muscular local no tratamento da dor segmentar da coluna vertebral.[14] Existem fortes indícios de que a dor altera o momento da contração dos músculos estabilizadores - transverso abdominal e multífido em relação à coluna lombar, vasto medial oblíquo em relação ao joelho.[9] Testes para detetar a estabilidade dinâmica lombar e cervical são usados rotineiramente na prática clínica.[15] A investigação com ombros instáveis mostrou padrões muito diferentes de início da atividade muscular, com falha na ativação da coifa dos rotadores e do bíceps antes do grupo delto-peitoral e, em alguns casos, falha no disparo até depois do início do movimento.[9]

Os testes desenvolvidos para avaliar e tratar a estabilidade dinâmica do ombro são o Dynamic Rotator Stability Test e o dynamic relocation test.[9, 15] O DRST é mais importante para avaliar a translação da cabeça do úmero devido a uma atividade anormal da coifa dos rotadores e o teste envolve múltiplas posições que podem imitar a função.

O DRST, desenvolvido por Mary Magarey e Mark Jones, foi concebido para detetar a instabilidade dinâmica da articulação gleno-umeral. O teste de estabilidade rotacional dinâmica (DRST) é utilizado para avaliar a capacidade da coifa dos rotadores de manter a centralização normal da cabeça do úmero na glenoide quando carregada por rotação.[15]

A estabilização dinâmica é fundamental para restaurar a estabilidade funcional das articulações e deve centrar-se no restabelecimento dos padrões de ativação muscular coordenada durante as tarefas funcionais, bem como na coactivação muscular e na restrição do acoplamento de forças daí resultante.[14]

Para que qualquer tipo de instrumento de medição possa ser utilizado com confiança na tomada de decisões relativas aos cuidados a prestar aos doentes, é necessário estabelecer as propriedades psicométricas ou de medição em termos de fiabilidade, validade e capacidade de resposta.[16] Até à data, a investigação sobre a fiabilidade e a validade e sobre o estabelecimento de valores normativos para o DRST está incompleta.[9,17] Mas não foi publicado qualquer estudo que confirme a fiabilidade e a validade deste teste.[18] O objetivo deste estudo é determinar a fiabilidade e a validade concomitante do Dynamic Rotator Stability Test em indivíduos com ombro doloroso.

Declaração do problema

A estabilidade dinâmica é um dos factores mais importantes a ser comprometido nas disfunções dolorosas do ombro. O teste de estabilidade dinâmica dos rotadores é utilizado para avaliar a estabilidade dinâmica da articulação gleno-umeral.[17] No entanto, não foi publicado nenhum estudo que confirme a fiabilidade e a validade deste teste.[18]

Objetivo do estudo

1. Para descobrir a validade concorrente do teste de estabilidade dinâmica dos rotadores para detetar a estabilidade dinâmica na disfunção dolorosa do ombro em comparação com a pontuação de Penn.

2. Determinar a fiabilidade do teste de estabilidade dinâmica dos rotadores

para detetar a estabilidade dinâmica na disfunção dolorosa do ombro.

Hipótese de investigação

O teste dinâmico de estabilidade dos rotadores tem fiabilidade e validade

Importância do estudo

Os resultados do estudo podem ajudar a utilizar o DRST como um teste clínico para detetar a estabilidade dinâmica.

Definições operacionais

- **FIABILIDADE** - grau de consistência com que um instrumento ou um avaliador mede uma variável.[19]

- **VALIDADE - a** medida em que um instrumento mede o que se pretende medir.[19]

- **VALIDADE CONCORRENTE** - grau em que os resultados de um teste se correlacionam com os resultados de um teste critério[19]

- **ESTABILIDADE DINÂMICA** - estabilidade que depende mais dos músculos do que das estruturas articulares para a manutenção da integridade.

- **TESTE DE ESTABILIDADE DO ROTADOR DINÂMICO - teste** que avalia a capacidade da coifa dos rotadores de manter a cabeça do úmero centrada na glenoide quando o braço é carregado por rotação.[9,15]

- **INSTABILIDADE DO MÓDULO - definida** como a incapacidade de manter a cabeça do úmero centrada na fossa glenoide durante o movimento ativo.[20]

Metodologia

Conceção do estudo

Desenho de corte transversal

Duração do estudo

2 anos (março de 2007 a fevereiro de 2009).

Contexto do estudo

Departamento de fisioterapia KMC Hospitals, Mangalore.

Temas

Foram recrutados para o estudo indivíduos de ambos os sexos, com idades compreendidas entre os 18 e os 70 anos, com doenças dolorosas do ombro de origem músculo-esquelética, encaminhados para os hospitais KMC, Attavar e Ambedkar Circle.

Método de amostragem

Amostragem cómoda

Critérios de inclusão

1. Indivíduos com ombro doloroso de origem músculo-esquelética

2. Disponibilidade de ADM ativa do ombro até 120°

3. Indivíduos com dor, apreensão ou estalido com o movimento ativo do

ombro.

4. Disponibilidade para participar no estudo

5. Capaz de compreender as instruções dadas pelo examinador.

Critérios de exclusão

1. História de fratura recente do complexo do ombro

2. História de luxação recorrente do ombro

3. Indivíduos com problemas neurológicos diagnosticados relacionados com o tronco e a extremidade superior

4. Agravamento dos sintomas ou grande irritabilidade com o movimento do complexo do ombro.

Testadores

3 Testadores

Testador 1

Um fisioterapeuta qualificado com o grau de B.P.T., a frequentar o mestrado em condições músculo-esqueléticas, conduziu este estudo sob a orientação do professor associado e co-orientação do professor associado.

Testador 2

Outro fisioterapeuta qualificado, com pelo menos cinco anos de experiência clínica na avaliação das condições do ombro e em exames manuais de palpação. Este examinador

2 era um conferencista (observador cego) ou um professor associado (co-guia). Os avaliadores 1 e 2 realizaram o DRST e a escala de Penn de forma aleatória.

Observador

Um fisioterapeuta com mestrado em doenças músculo-esqueléticas mediu e registou a ADM do ombro.

Instrumentos de teste

1. **GONIÓMETRO UNIVERSAL PADRÃO DE 180°**

O coeficiente de correlação intra-classe (ICC 2,1) e o erro padrão da medida (SEM) para a ADM da elevação do ombro em escápula para a goniometria foram estimados em 0,98 e 1,331, respetivamente.[10] A fiabilidade intra-avaliador para os movimentos de flexão e abdução do ombro para a goniometria foi de:

Flexão 135±26, (77 - 165) ° 0,53 (ICC Rho) 0,21 - 0,82 (IC95% de ICC) 17° (SEM) ±34° (IC95%).[21]

Abdução 129±35, (56 - 170) ° 0,58 (ICC Rho) 0,27 - 0,85(IC95% de ICC) 23° (SEM) ±46° (IC95%) .[21]

A fiabilidade interavaliadores para os movimentos de flexão e abdução do ombro para a goniometria foi de

Flexão 132±45, (0 - 170) ° 0,69(ICC Rho) 0,40 - 0,91(95%CI de ICC) 25° (SEM) ±50°(95%CI). [21]

Abdução 118±39, (30 - 170) ° 0,69 (ICC Rho) 0,37 - 0,92(IC95% de ICC) 21°(SEM) ±42°(IC95%).[21]

2. ESCALA DE PONTUAÇÃO DE OMBRO DA UNIVERSIDADE DA PENSILVÂNIA (PENN) [16]

A Escala de Ombro da Universidade da Pensilvânia (Penn) é uma escala de auto-relato de 100 pontos composta por 3 secções: dor, satisfação e função. Existem 3 perguntas relativas à dor (30 pontos), 1 relativa à satisfação com a função do ombro (10 pontos) e 20 relativas à função (60 pontos). As pontuações da dor e da satisfação são derivadas de escalas numéricas de 10 pontos. Para a função, é utilizada uma escala de Likert de 4 categorias de nível de dificuldade (0, não consigo fazer nada; 1, muita dificuldade; 2, alguma dificuldade; 3, nenhuma dificuldade) para cada pergunta sobre a função. Foram estabelecidas as propriedades de medição da escala de Penn em pacientes com várias patologias do ombro.[16]

Para a pontuação de Penn, a fiabilidade teste-reteste de $ICC2,1 = 0,94$ (IC 95%, 0,89-0,97) para cada subescala, a fiabilidade teste-reteste foi: dor $ICC2,1 = 0,88$ (IC 95%, 0,78-0,93), satisfação $ICC2,1 = 0,93$ (IC 95%,

0,870,96) e função ICC2,1 = 0,93 (IC 95%, 0,88-0,96).[16]

3. DRST- TESTE DE ESTABILIDADE DINÂMICA DO ROTADOR

O indivíduo foi obrigado a sentar-se num banco. O terapeuta segura à volta da cabeça do úmero de modo a que o dedo médio seja posicionado longitudinalmente ao longo da linha articular anterior, adjacente ao processo coracoide, a palma da mão sobre a parte superior do ombro, adjacente à articulação acromioclavicular e o polegar posicionado longitudinalmente ao longo da linha articular posterior. A mão foi colocada medialmente ao deltoide.[15]

Para examinar o ombro direito, a mão esquerda foi utilizada para palpar a cabeça do úmero. Com o braço do sujeito ao lado, o cotovelo fletido em ângulo reto e em posição neutra de pronação e supinação, o terapeuta aplicou lentamente resistência manual na parte distal do antebraço para uma contração isométrica até uma resistência moderada numa ou noutra rotação (com a mão direita para o ombro direito). Simultaneamente, o terapeuta procurou movimentos da cabeça do úmero ou alterações da qualidade da contração, observou também alterações dos movimentos da escápula e do tronco e inquiriu sobre a provocação dos sintomas.[15]

O braço foi movido para a elevação, no plano da omoplata. A contração era repetida em diferentes posições em amplitude até se encontrar uma em que se identificasse qualquer uma das características anormais acima descritas, ou até à amplitude total na direção que provocava os sintomas. O teste foi repetido isometricamente através das mesmas posições com a resistência na direção da rotação oposta.[15]

O teste foi então repetido isotonicamente através das mesmas posições de teste. Inicialmente, o braço do paciente é levado a fazer uma rotação completa de forma passiva, para ensinar o movimento necessário, sendo depois a tarefa tornada ativa assistida, adicionando gradualmente resistência ao movimento. A resistência adicionada nunca foi mais do que ligeira a moderada, uma vez que o paciente deve ser capaz de realizar prontamente o movimento para que o terapeuta possa detetar qualquer anomalia. A resistência isotónica foi aplicada lentamente. Tal como nas contracções isométricas, todos os testes numa rotação foram realizados em conjunto, seguidos dos testes na direção oposta. O teste foi então repetido na direção oposta.[15]

O cuidado foi tomado para que o movimento fosse sempre de rotação. Para facilitar a manutenção de um movimento rotativo, o terapeuta pede ao paciente que aponte a ponta do cotovelo para um ponto imaginário adequado na parede, alinhado com o antebraço, e que o mantenha imóvel, rodando o antebraço em torno desse ponto. O terapeuta certificou-se de que a resistência era sempre fornecida em ângulo reto em relação à direção do movimento, para facilitar a rotação pura.[15]

O teste foi então progredido, com movimentos excêntricos. Em cada fase do teste, o objetivo era encontrar a posição em que se perdia o controlo, sendo o controlo identificado como uma contração suave e controlada, sem tradução anormal, dor ou apreensão. Uma vez encontrada esta posição, o braço era afastado dessa posição em pequenos incrementos e testado de novo de cada vez, até se atingir uma posição em que o controlo fosse restabelecido.[15]

O teste foi efectuado em 3 direcções - Escaptação, Flexão e Abdução Durante o teste, o terapeuta também observou a escápula e o tronco. Não deve haver compensação (por exemplo, encolhimento de ombros) ou perda de controlo (por exemplo, alteração da estabilidade da escápula ou do tronco) durante o teste. Embora a perda de controlo identificada não seja da articulação gleno-umeral, a incapacidade de manter a escápula na parede torácica ou o tronco numa posição estável indica que o controlo neuromuscular global nesse ponto específico da amplitude de movimento é deficiente.[15]

PROCEDIMENTO

Antes do início do estudo, os examinadores foram submetidos a um programa de habituação para se habituarem às variáveis ou parâmetros de avaliação do teste de estabilidade dinâmica dos rotadores. Para uma apreciação qualitativa e para uma habituação mútua com a translação da cabeça do úmero, o teste de estabilidade dinâmica dos rotadores foi efectuado nos ombros de 4 indivíduos assintomáticos com idades compreendidas entre os 20 e os 25 anos, com algumas modificações no procedimento de teste.

Como passo inicial, ambos os examinadores, examinador1 e examinador2, colocaram as mãos no ombro do indivíduo lado a lado e um dos examinadores efectuou translações passivas da cabeça do úmero, anterior e posteriormente. Este procedimento foi efectuado para que houvesse um acordo mútuo das translações da cabeça do úmero.

De seguida, o mesmo examinador procedeu à aplicação de força isométrica máxima em flexão, extensão e abdução do ombro. Este procedimento foi feito para habituar os examinadores e para gerar um acordo mútuo de diferenciação entre a translação da cabeça do úmero e a contração muscular abrupta

Com uma colocação semelhante das mãos dos examinadores, o teste foi efectuado tal como descrito por Mary Magarey e Mark Jones.[15] O teste foi interrompido quando ambos os examinadores chegaram a um acordo mútuo sobre a ocorrência de translação da cabeça do úmero. O mesmo procedimento foi seguido no outro ombro do sujeito.

Foram recolhidas e registadas as reacções dos sujeitos relativamente à força aplicada pelos vários testadores e à presença de dor, estalidos, etc. Foram efectuadas as alterações adequadas ao teste.

Posteriormente, o teste DRST foi efectuado pelo examinador 1, na presença do examinador 2, em ombros bilaterais de 10 voluntários assintomáticos (7 homens e 3 mulheres) com idades compreendidas entre os 20 e os 25 anos, com o objetivo de melhorar a proficiência na administração do teste.

Foi realizado um estudo-piloto para determinar a fiabilidade intra-avaliadores do teste de estabilidade dinâmica dos rotadores numa amostra de 10 indivíduos assintomáticos (5 homens e 5 mulheres com idades compreendidas entre os 20 e os 30 anos). O teste foi efectuado em ombros bilaterais.

A pontuação de Penn no ombro foi também administrada numa amostra de 40 indivíduos assintomáticos de ambos os sexos, com idades compreendidas entre os 20 e os 30 anos, para validação transcultural.[22,23] A adaptação transcultural é necessária quando o instrumento se destina a ser utilizado numa população-alvo que é culturalmente diferente da da versão original. A "adaptação transcultural" é um processo que utiliza questões de adaptação linguística e cultural para preparar um questionário para outro contexto.[22] Foi dada atenção ao significado das palavras nas diferentes línguas, a fim de obter efeitos semelhantes nos inquiridos de diferentes culturas. Foram recolhidas as pontuações e o feedback. Com base nisso, foram efectuadas as alterações necessárias. A avaliação da qualidade de vida relacionada com a saúde é essencial para a avaliação completa das intervenções terapêuticas ortopédicas.[23]

Os indivíduos que se ofereceram para participar no estudo foram seleccionados através de uma amostragem conveniente. Foi obtido um consentimento informado por escrito depois de lhes ter sido explicado o objetivo e a metodologia do estudo. Os sujeitos foram então seleccionados utilizando uma lista de verificação de seleção para os critérios de inclusão e exclusão.

Parte I Fiabilidade da DRST:

A ordem dos examinadores para a realização do DRST foi aleatória e os examinadores não tinham conhecimento dos resultados uns dos outros relativamente a: Posição do braço, resistência isométrica/isotónica, dor/tradução/cliques, direção da resistência (rotação interna/rotação externa), movimentos compensatórios na omoplata ou no tronco

Parte II Validade - Validade atual

Um examinador avaliou o paciente administrando a pontuação. O outro examinador avaliou o doente com o teste de estabilidade dinâmica dos rotadores. A aleatoriedade do examinador foi efectuada para o teste selecionado para cada sujeito. Cada examinador não tinha conhecimento das conclusões do outro examinador. Foi efectuado apenas um ensaio de avaliação e os resultados de cada um dos testes foram correlacionados para avaliar a validade concorrente.

Análise de dados

Todos os testes estatísticos foram efectuados utilizando o software Statistical Package for Social Science versão 13.0. As diferenças foram consideradas estatisticamente significativas com p<0,05.

Para a fiabilidade, foi utilizado o coeficiente de correlação de Spearman para a comparação entre pares relativamente à concordância com as variáveis do teste entre os examinadores. Para determinar a diferença de ordem entre os examinadores, foi utilizado o teste Wilcoxon Signed Rank.

Para efeitos de validade, foi utilizado o coeficiente de correlação de Spearman para a comparação, aos pares, das variáveis de teste do DRST e das variáveis de teste do Penn Shoulder Score. Se uma das variáveis for binomial, foi utilizada a estatística Eta para analisar os dados.

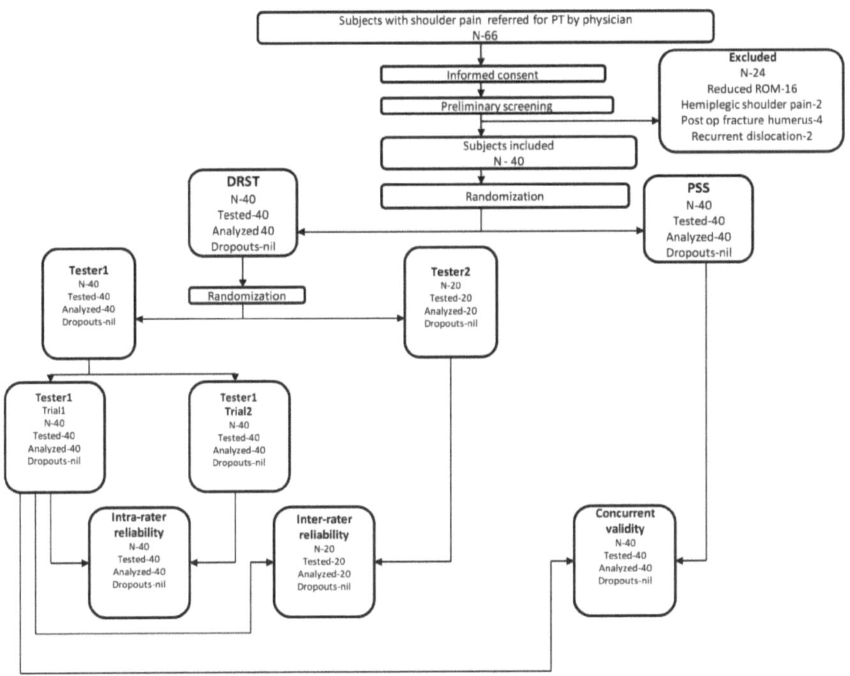

Fluxo de participantes no estudo

As características demográficas dos sujeitos eram as seguintes

	Fiabilidade intra-avaliador - DRST (Provador 1)	Inter-avaliador Fiabilidade - DRST (Testador 1&2)
Tamanho da amostra	40	20
Idade Média DP	47.35±14.94	47.38±14.94
Género - Total (M/F)	22/18	11/9
Dominância da mão (R/L)	40/0	20/0
Lado da dor no ombro	23/17	14/6

(R/L)		
Duração da dorMediana (intervalo)	71.50 (2-3650)	87.00 (2-3640)
Penn- Subescala de dor, mediana (intervalo)	19.00 (11-28)	20.50 (11-28)
Penn- Satisfação, Mediana (Intervalo)	6.00 (4-9)	6.00 (4-8)
Penn- Subescala funcional, mediana (intervalo)	38.50 (12-58)	41.50 (15-58)
Posição (S/F/Ab)	40/0/0; 40/0/0	20/0/0; 20/0/0
ROM -Mean SD	73.63±18.26; 71.75±18.45	73.25±17.8; 69.12±17.7
Força (Is/FA/RC/RE)	21/16/3/0; 21/16/3/0	13/6/1/0; 15/5/0/0
Rotação (IR/ER)	28/12; 28/12	16/4; 12/8
Direção da anormalidade Tradução (Ant/Post)	13/27; 13/27	5/15; 8/12
Dor durante a DRST (Presente - N.º de sujeitos)	21; 21	9; 11
Clique durante DRST (Presente - N.º de indivíduos)	19; 18	12; 4
Movimentos de compensação durante o	8; 8	2; 6

DRST		
(Presente - N.º de sujeitos)		

(* - indica resultados significativos)

(M=homem, F=mulher, R=direita, L=esquerda, S=escapular, F=flexão, Ab=abdução, Is=isométrico, FA=ativo livre, RC=concêntrico resistido, RE=excêntrico resistido, IR=rotação interna, ER=rotação externa, Ant=anterior, Post=posterior, DRST=teste dinâmico de estabilidade dos rotadores)

Fiabilidade - Resultados para o DRST (Coeficiente de correlação de Spearman Rho):

	Intra-avaliador (Ensaios 1 e 2)	Interavaliadores (1&2)
Posição (S/F/Ab)	1.00*	1.00*
ROM	.94*	0.70*
Força	1.00*	.72*
Rotação	1.00*	.12
Direção da tradução anormal	1.00*	.71*
Dor durante a DRST	1.00*	.75*
Clique durante DRST	.95*	.546
Movimentos de	1.00*	.76*

compensação durante o DRST		

(*-denota resultados significativos)

(S=Escaptação, F=flexão, Ab=abdução)

No que se refere à fiabilidade intra-avaliador, todas as variáveis do teste apresentaram uma correlação altamente significativa. Para a fiabilidade interavaliadores, com o avaliador 2, verificou-se que as variáveis de teste como a posição, a ADM, a força, a rotação, a direção da translação anormal, a dor durante o teste e o movimento compensatório durante o teste eram significativas.

Validade concorrente - Resultados (Coeficiente de correlação de Spearman Rho):

	Lado dos sintomas	Género	Idade do sujeito	Duração da dor	Dor em repouso	Dor durante as actividades normais	Dor com actividades extenuantes	Subescala de dor	Subescala de satisfação	Subescala funcional
Posição										
ROM	.57*	.58*	-.068	-.070	.107	.065	-.094	-.018	-.145	-.138
Força	.13	.29	.262	.153	.062	-.060	-.019	-.045	.318*	-.100
Rotação	.011	.1 8	.308	.139	-.228	.010	.129	.000	.329*	-.196
Direção da tradução	.057	.23	-.280	.030	.041	-.121	-.327*	-.207	-.284	.088

anormal										
Dor durante a DRST	.008	.16	-.056	-.078	.074	.210	.048	.109	.201	.358*
Clicar durante DRST	.051	.10	.234	-.030	.143	-.129	.077	-.011	.237	-.091
Movimentos de compensação durante o DRST	.177	.43*	-.008	-.284	.137	.320*	.170	.280	.061	.450*

(*-denota resultados significativos)

Para a validade concorrente do Dynamic Rotator Stability Test com o Penn Shoulder Score, as variáveis que mostraram significância são Amplitude de movimento e lado dos sintomas, Amplitude de movimento e sexo dos sujeitos, Força e subescala de satisfação, Direção de rotação e subescala de satisfação, Direção de translação anormal e dor com actividades extenuantes, Dor durante o DRST e subescala funcional, Movimentos compensatórios e sexo, Movimentos compensatórios durante o DRST e dor com actividades normais, Movimentos compensatórios durante o DRST e subescala funcional

Discussão

O resultado da fiabilidade intra-avaliador rejeitou a hipótese nula. Registou-se uma correlação altamente significativa entre todas as variáveis do teste. Este facto pode ser atribuído à habituação do examinador 1 sob a orientação do guia e do co-guia. Para evitar o viés de recordação, o DRST foi administrado aleatoriamente em ambos os ombros dos indivíduos. O rastreio preliminar só foi efectuado antes da administração do teste. A história detalhada, o exame e a Penn Shoulder Score foram recolhidos posteriormente para reduzir os efeitos da compreensão clínica no teste DRST.

As implicações clínicas dos resultados intra-avaliadores mostram que o DRST é um teste útil para detetar a instabilidade dinâmica na prática clínica, especialmente quando o examinador utiliza o teste numa base individual. Pode ser utilizado como uma ferramenta de diagnóstico e prognóstico[15] . Não foram necessários instrumentos técnicos para a administração deste teste, o que o torna simples, económico e adequado para utilização na prática diária.

No que diz respeito à fiabilidade interavaliadores, a hipótese nula foi aceite para a presença de cliques e rotação durante o DRST. Os cliques não foram reproduzidos de forma consistente pelos examinadores. A reprodutibilidade do clique é imprevisível. O clique pode depender da ADM, da força e da rotação. Pequenas variações na ADM entre os examinadores podem ser a causa da fraca concordância relativamente à presença de cliques. A dor e o clique podem ocorrer com movimentos em várias direcções. Os doentes que apresentavam dor com DRST podem não ter a presença de estalido associada. Apesar de as instruções dadas pelos examinadores serem semelhantes, outros factores, como a cooperação do examinando, a ativação do examinando e a variação na manipulação manual (preensão manual, velocidade de movimento) podem ter contribuído para estas variações.

A hipótese nula foi rejeitada para algumas variáveis de teste do DRST. As variáveis de teste são: posição, amplitude de movimento, força, direção da translação anormal, dor durante o DRST e movimentos compensatórios.

Houve um acordo mútuo entre os examinadores relativamente à posição em que os DRST foram positivos. Em todos os indivíduos, a translação anormal da cabeça do úmero ocorreu em escápula. A omoplata é definida como 30 graus anterior ao plano coronal.[10] Demonstrou-se que o verdadeiro plano de movimento do ombro ocorre em omoplata. No plano de escápula, as fibras capsulares da articulação gleno-umeral estão relaxadas.[24] Por conseguinte, a articulação depende mais dos músculos da coifa dos rotadores para a sua estabilidade. Foi registada uma atividade concêntrica e excêntrica de alta intensidade da coifa dos rotadores durante a elevação em escápula em indivíduos assintomáticos.[24] Assim, qualquer alteração na ativação dos músculos da coifa dos rotadores resulta em instabilidade.

A amplitude de movimento mostrou uma correlação moderada entre os examinadores. Pequenas variações na posição do braço, na força aplicada pelos sujeitos e na colocação do goniómetro durante a leitura podem ter causado esta variação.

A força utilizada durante o teste e a direção da translação anormal no DRST rejeitaram a hipótese nula. A falha da função dos músculos da coifa dos rotadores no seu papel estabilizador levará à criação de um eixo de rotação anormal e à translação anormal da cabeça do úmero durante o movimento ativo[9] Num ombro instável, ou num ombro em que não existe controlo dinâmico por parte da coifa dos rotadores, a cabeça do úmero pode ser sentida a transladar quando a coifa dos rotadores é carregada, geralmente anteriormente durante a rotação lateral resistida e posteriormente com a rotação medial resistida. Estudos demonstraram uma ativação consistente da coifa dos rotadores antes dos músculos delto-peitorais mais superficiais em indivíduos normais.[9] Existem fortes indícios de que a dor altera o momento da contração dos músculos estabilizadores.[15] Ao aplicar força na direção da rotação, pode ter ocorrido uma maior ativação dos músculos superficiais e grandes, resultando numa translação anormal. O Latissimus Dorsi, o Serratus Anterior, o Pectoralis Major e o Deltoide podem gerar grandes torques sobre a articulação do ombro devido à sua anatomia transversal e à distância do centro de rotação da articulação.[15]

A dor durante o DRST mostrou uma boa concordância entre os examinadores. O resultado pode ser atribuído ao programa de habituação a que se submeteram e à eficiência dos examinadores na recolha do feedback subjetivo durante o teste.

Os movimentos compensatórios apresentaram uma boa correlação. Foi demonstrado que ocorre um aumento da atividade do trapézio superior durante a rotação externa no grupo de doentes com dor no ombro e uma diminuição da atividade no trapézio médio.[12] Está provado que o movimento ocorre no caminho que oferece a menor resistência, de tal forma que a compensação de um tecido apertado ou de uma articulação restrita ocorre com movimentos num plano diferente ou numa parte diferente do corpo.[9]

A ordem dos testes não mostrou qualquer influência. Existe uma grande variabilidade na fiabilidade mesmo noutros testes físicos da cintura escapular. A fiabilidade inter-avaliadores dos testes físicos para o ombro foi moderada noutros estudos.[25, 26, 27, 28]

A fiabilidade interavaliadores foi avaliada porque, na prática diária, é possível que dois colegas assumam temporariamente as funções um do outro.[25] Nesse caso, a fiabilidade interavaliadores, tal como avaliada neste estudo, é importante. Na prática clínica e na investigação, é claro que a fiabilidade intra ou interavaliadores nunca é perfeita. Muitos factores podem influenciar a fiabilidade de um teste ou medida.[2] A diferença de experiência clínica entre os avaliadores teria ainda causado este efeito.

Relativamente à validade concorrente, a hipótese nula foi aceite pela maioria das variáveis do DRST com o Penn Shoulder Score. Os cliques demonstraram a aceitação da hipótese nula ao não apresentarem correlação com nenhuma das variáveis do DRST. Para além do lado dos sintomas e do sexo, a componente ADM do DRST não se correlacionou com quaisquer outras variáveis. Para além da subescala de satisfação, a força não mostrou correlação com nenhuma das variáveis. Relativamente à componente de rotação do DRST, nenhuma outra variável, para além da subescala de satisfação, apresentou uma correlação significativa. A direção da translação anormal mostrou correlação apenas com o componente dor com atividade extenuante. Para além da subescala funcional, a dor com o DRST não apresentou qualquer correlação.

Os cliques não tiveram correlação com nenhuma das variáveis do DRST, o que pode ser atribuído ao facto de os examinadores perceberem de forma diferente os sons de crepitação, crepitação e estalido com o movimento do ombro. Os estalidos podem não ser reprodutíveis, uma vez que estalidos consistentes podem estar presentes apenas em pacientes com luxação recorrente ou lesão estrutural. No Penn Shoulder Score, existem itens relacionados com o feedback do sujeito relativamente à presença de estalidos.

Algumas variáveis do DRST rejeitaram a hipótese nula relativamente à sua validade, mostrando uma correlação significativa com o Penn Shoulder Score. A amplitude de movimento correlacionou-se significativamente com o lado dos sintomas e o sexo, a força e a rotação com a subescala de satisfação, a direção da translação anormal com a dor em actividades extenuantes, a dor durante o DRST com a subescala funcional, os movimentos compensatórios durante o DRST com o sexo, a dor em actividades normais e a subescala funcional.

A componente ADM do DRST apresentou uma correlação significativa com o lado dos sintomas. Os resultados mostram que a comparação lado a lado não é aplicável. A ADM mostrou uma correlação significativa com o género dos sujeitos. Assim, a amplitude de movimento não pode ser comparada entre homens e mulheres. Verifica-se que a amplitude de movimento das articulações do ombro, especialmente a rotação externa do ombro, é maior nas mulheres.[29]

A correlação entre a força e a satisfação pode ser atribuída ao facto de a satisfação ser puramente subjectiva. A satisfação do doente com a capacidade de utilizar o ombro é uma construção importante a medir, tanto para o doente como para o médico.[16] A rotação e a satisfação apresentaram uma correlação significativa, o que pode dever-se ao facto de os indivíduos com maior amplitude de rotação externa estarem mais satisfeitos. É referido que a rotação externa é possivelmente o movimento funcional mais importante que o complexo do ombro permite. A elevação máxima em todos os planos do ombro requer a rotação externa do úmero. A perda da rotação externa resulta numa incapacidade funcional significativa.[24]

Os indivíduos que têm dor com actividades extenuantes podem ter uma maior translação posterior da cabeça do úmero. A translação posterior da cabeça do úmero ocorre com a rotação interna do úmero. Nos ombros dominantes, a força dos rotadores internos demonstrou ser significativamente maior do que a força dos rotadores externos.[30] Estudos comprovaram que a relação entre o pico de binário de rotação externa e o pico de binário de rotação interna era mais baixa, sugerindo uma fraqueza relativa dos rotadores externos em indivíduos com impacto.[31] Os rotadores internos do ombro incluem, para além do subescapular, o peitoral maior, o lattisimus dorsi e o deltoide. A força da coifa dos rotadores do ombro tem uma correlação negativa moderada com a dor no ombro.[31] As actividades extenuantes predispõem um músculo à fadiga. Os músculos mais propensos à fadiga no ombro doloroso são os da coifa dos rotadores. Afirma-se que a excursão da cabeça do úmero durante a abdução do ombro aumenta após a fadiga dos músculos da coifa dos rotadores.[31]

A dor com DRST e a função mostraram significância. Uma maior perda funcional pode estar associada à dor com DRST. A incapacidade funcional devido a dor no ombro em repouso ou durante o movimento ou a incapacidade funcional devido à restrição da amplitude de movimento é frequentemente observada em indivíduos com ombro doloroso.[32]

A correlação entre o género e os movimentos compensatórios pode ser atribuída ao facto de as mulheres terem uma cinemática do ombro mais alterada associada à dor no ombro.[7] A correlação entre o género e a ADM pode ser atribuída ao facto de a maioria das mulheres ter um teste positivo entre os 60 e os 90 graus. Em qualquer idade, as mulheres são consistentemente mais hipermóveis do que os homens.[33]

De um modo geral, todos os nossos indivíduos apresentaram um Penn Shoulder Score melhor, próximo do normal. O DRST pode ser positivo mesmo na ausência de quaisquer sintomas. Estudos realizados em indivíduos com lombalgia mostraram que os défices de controlo motor persistem mesmo após a redução dos sintomas.[34]

A diferença nas propriedades discriminativas do DRST, como a presença e a ausência de estalidos ou de sintomas específicos de amplitude de movimento, força e direção em relação ao Penn Shoulder Score, pode certamente ter influenciado a validade concorrente. Não dispomos de dados sobre uma medida padrão-ouro estabelecida para a estabilidade dinâmica do ombro. Por isso, escolhemos a Penn Shoulder como primeira tentativa. Foram desenvolvidas e utilizadas várias ferramentas de resultados genéricas e específicas da região para documentar os resultados de doentes com patologias do ombro, como o Constant Shoulder Score, o DASH, o ASES, o

SPADI e o SF-36.[16,35,36,37,38] Os questionários específicos da condição do ombro demonstraram uma maior capacidade de resposta do que as medidas genéricas em doentes com perturbações do ombro.[16]

Embora o DRST pareça ter validade facial, não foi possível encontrar validade concorrente. A capacidade do Penn Shoulder Score limitou-se à dor, à satisfação e à função. Trata-se de um questionário auto-administrado. Mas nenhum dos itens do questionário estava relacionado com o tipo de força, quantidade de movimento, presença de dor ou estalidos durante as posições seleccionadas. No entanto, este estudo é o primeiro do género sobre o DRST, após a descrição inicial dada pelos criadores, o que abre uma nova era de investigação e de estudos futuros.

Uma das limitações do estudo foi o pequeno tamanho da amostra, que reduziu o poder estatístico. As observações importantes do estudo são o facto de o DRST ter sido bem tolerado, não ter produzido efeitos adversos e não terem ocorrido sintomas latentes. Por conseguinte, a utilização do teste na prática clínica é muito segura, embora dependa apenas da compreensão do doente. Isto poderia ser resolvido testando e explicando primeiro no lado não afetado.

Conclusão

O Teste Dinâmico de Estabilidade dos Rotadores tem uma boa fiabilidade intra-avaliadores e uma fiabilidade inter-avaliadores moderada

A validade concorrente do Dynamic Rotator Stability Test foi considerada fraca quando comparada com a Penn Shoulder Score.

Referências

1) Urwin M, Synons D, Allison T, Brammah TH, Roxby M . Estimar o peso das doenças músculo-esqueléticas na comunidade: a prevalência comparativa de sintomas em diferentes locais anatómicos e a relação com a privação social. Ann Rheum Dis.1998; 57: 649655

2) Craig L. Auto-gestão das perturbações do ombro - Parte 1. J Bodyw Mov Ther.2005 ; 9: 189-197

3) Luime, Koes, Hendriksen, Burdorf, Verhagen, Miedema, Verhaar. Prevalência e incidência de dor no ombro na população em geral; uma revisão sistemática. Scand J Rheumatol. 2004; 33:73-81

4) Jasper M S, Arianne P V, Siep T, Bart W. K. Falta de uniformidade na rotulagem diagnóstica da dor no ombro: É altura de adotar uma abordagem diferente. Man Ther. 2008 ;13:478-483

5) Green S, Buchbinder R, Hetrick S. Intervenções de fisioterapia para a dor no ombro. Cochrane Database Syst Rev. 2003; 2.

6) B. Goldstein. Anatomia e biomecânica do ombro. Phys Med Rehabil Clin N Am. 2004;15:313-349

7) J.T. Finnoff. Instabilidade e luxação glenoumeral. Phys Med Rehabil Clin N Am. 2004; 15:575-605

8) Paul A. B, Kevin G. L , Eric L. S. Mobilidade e adaptações de

estabilidade no ombro do atleta de força - uma perspetiva teórica e baseada em evidências. Sports Med. 2008; 38: 17-36

9) M.E. Magarey, M.A. Jones. Avaliação dinâmica e gestão precoce do controlo motor alterado em torno do complexo do ombro. Man Ther. 2003; 84:195-206

10)Pamela T, Leanne B, B Vicenzino.The initial effects of a Mulligan's mobilization with movement technique on range of movement and pressure pain threshold in pain-limited shoulders. Man Ther.2008;13: 37-42

11)J B. Myers, J.H Hwang, Maria R. P, J. T Blackburn, S. M. Lephart. Rácios de co-ativação da coifa dos rotadores em participantes com síndrome do impacto subacromial. J Sci Med Sport. (2008-artigo no prelo) doi:10.1016/j.jsams.2008.06.003

12) L P Diederichsen , J N0rregaard , Poul D-P , A Winther, Goran T, T Bandholma, L R Rasmussen , Michael K . O padrão de atividade dos músculos do ombro em indivíduos com e sem impacto subacromial. J Electromyogr Kinesiol. (2008-article in press) doi:10.1016/j.jelekin.2008.08.006

13)Marie A J, Zita G King. Diagnóstico Diferencial dos Tecidos Moles.In:Robert A Donatelli,editor.Physical Therapy of the Shoulder.3rd ed.Churchill Livingstone.1997;Chp3:p-76-78

14)M. J. Comerford, S. L. Mottram. Movement and Stability Dysfunction - Contemporary Developments (Disfunção do Movimento e da Estabilidade - Desenvolvimentos Contemporâneos). Man Ther. 2001; 6: 15-26

15)M.E. Magarey, M.A. Jones. Avaliação específica da função dos acoplamentos de força relevantes para a estabilização da articulação glenoumeral. Man Ther. 2003; 84: 247-253

16)B G. Leggin, L A. Michener, Michael A. S, Susan K. B, Joseph P, Gerald R. Williams Jr, The Penn Shoulder Score: Reliability and Validity. J Orthop Sports Phys Ther.2006; 36:138-151

17)S. A. Hess. Estabilidade funcional da articulação gleno-umeral. Man Ther .2000; 5,2: 63-71

18)Mark. A Jones. Comunicação pessoal por correio eletrónico, Mark.Jones@unisa.edu.au para testador

19)Leslie Gross Poteney, Mary P Watkins, Foundations of Clinical Research Applications to Practice.1st edition, Appleton and Lange. Parte 2, pg 53-77

20)Darlow B, Neuromuscular retraining for multidirectional instability of the shoulder - a case study. NZ Journal of Physiotherapy.2006; 34: 60-65.

21)H. K. Walton Szomor Z.L, Murrell .Reliability of five methods for assessing shoulder range of motion. Aust J Physiother. 2001;47: 289294

22)Beaton, Dorcas E. B, Claire G, Francis F, Marcos B. Guidelines for the

Process of Cross-Cultural Adaptation of Self-Report Measures. Spine.2000; 25:3186-3191.

23)Daniela G, Saul M P, Patricia M Z, Maria L R J, Gianfilippo M C, Isabela A P, Paul J. Cross-cultural adaptation of the Child Perceptions Questionnaire 11-14 (CPQ11-14) for the Brazilian Portuguese language. Health Qual Life Outcomes. 2008, 6:2-8

24)Robert A.D. Anatomia Funcional e Mecânica. In: Physical Therapy of the Shoulder.3rd ed.Churchill Livingstone.1997; Chp1:p1-15

25)Jettie G. N, Anton J. S, Gert J.D. Bergman, Jan C. W,Thomas J.B. K, Pieter U. D. Interobserver reliability of physical examination of shoulder girdle. Man Ther. 2009; 14: 152-159

26)W. Munro, R Healy. A validade e a exatidão dos testes clínicos utilizados para detetar a patologia labral do ombro - Uma revisão sistemática. Man Ther. 2009 ; 14:119-130

27)Hughes PC, Taylor NF, Green RA. A maioria dos testes clínicos não consegue diagnosticar com precisão a patologia da coifa dos rotadores: uma revisão sistemática. Aust J Physiother. 2008; 54: 159-170

28)Wayne A. Dessaur, M.E. Magarey. Precisão diagnóstica dos testes clínicos para lesões anteriores posteriores do lábio superior: Orthop Sports Phys Ther .2008; 38:341-352

29) Won E J, Jonson P W, Punnet L, Dennerlein J T. Upper extremity biomechanics in computer tasks differ by gender. J Electromyogr Kinesiol. 2008 Jan 18. [Epub ahead of print] doi:10.1016/j.jelekin.2007.11.012

30)Brown LP, Niehues SL, Harrah A, Yavorsky P, Hirshman HP. Amplitude de movimento da extremidade superior e força isocinética dos rotadores internos e externos do ombro em jogadores de basebol da liga principal. Am J Sports Med. 1988; 16:577-585

31)Ero. Z.I, Levent O " Reyhan Cᵢ Ankara. Força dos rotadores do ombro em pacientes com impacto subacromial de fase I-II: Relação com a dor, incapacidade e qualidade de vida. J Shoulder Elbow Surg. 2008;17:893-897

32) Gert J.D. Bergman, Jan C. Winters, Klaas H. G, Jan J.M. Pool; Betty M J, Klaas P, Geert J.M.G. van der Heijden.Manipulative Therapy in Addition to Usual Medical Care for Patients with Shoulder Dysfunction and Pain. Ann Intern Med. 2004; 141:432-439

33)P Beighton, L Solomon, C L Soskolne. Mobilidade articular numa população africana. Ann Rheum Dis 1973.32:413-418

34)Kyle B. K, Frank B. U, Carl G. M, Arthur J. N, Terry R. M. A comparison of select trunk muscle thickness change between subjects with low back pain classified in the treatment-based classification system and asymptomatic controls. Orthop Sports Phys Ther.2007;37:596-607

35)Bot SD, Terwee CB, van der Windt DA, Bouter LM, Dekker J, de Vet HC. Avaliação clinimétrica dos questionários de incapacidade do ombro: uma revisão sistemática da literatura. Ann Rheum Dis. 2004; 63:335-341

36)Conboy VB, Morris RW, Kiss J, Carr AJ. Uma avaliação da avaliação do ombro de Constant-Murley. J Bone Joint Surg Br. 1996; 78:229-232

37) Gummesson C, Atroshi I, Ekdahl C. The disabilities of the arm, shoulder and hand (DASH) outcome questionnaire: longitudinal construct validity and measuring self-rated health change after surgery. BMC Musculoskeletal Disord. 2003; 4:11

38) Heald SL, Riddle DL, Lamb RL. The shoulder pain and disability index: the construct validity and responsiveness of a region-specific disability measure. Phys Ther.1997; 77:1079-1089

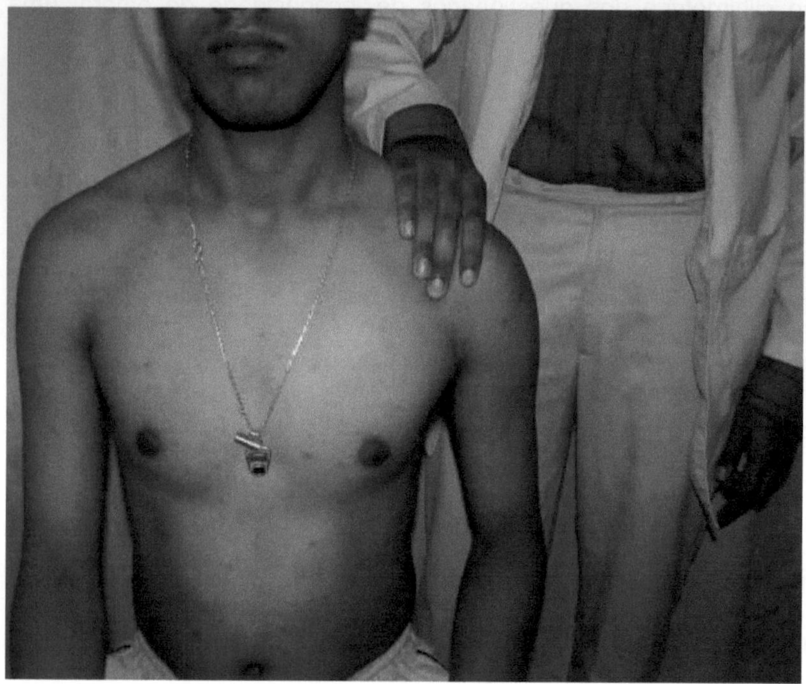

Fig1: Posicionamento da mão do terapeuta para a palpação da cabeça do úmero durante o DRST (braço do indivíduo em posição de repouso).

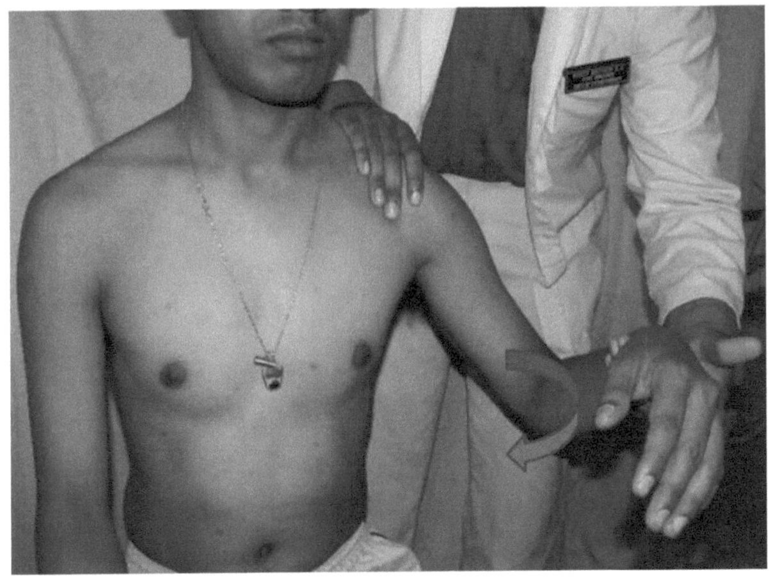

Fig2: Colocação da mão do terapeuta - resistência manual com o braço do sujeito em escápula para rotação interna isométrica

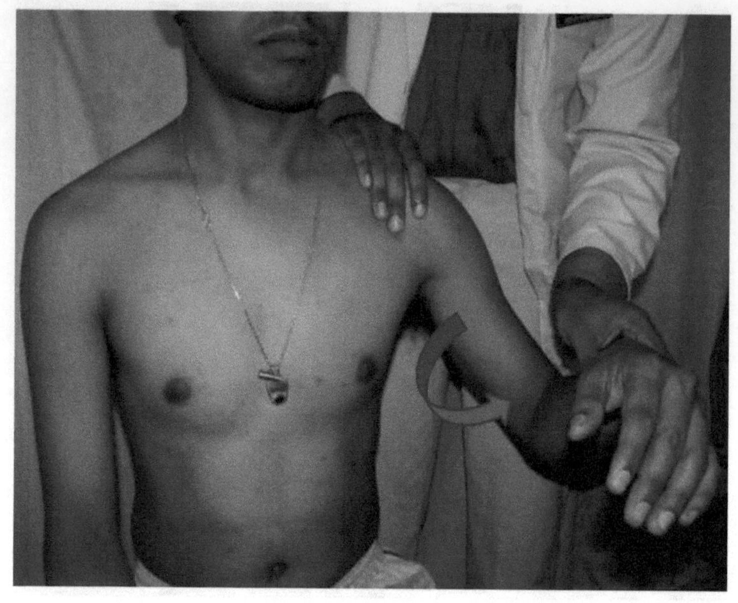

Fig3: Colocação da mão do terapeuta - resistência manual com o braço do sujeito em escápula para rotação externa isométrica

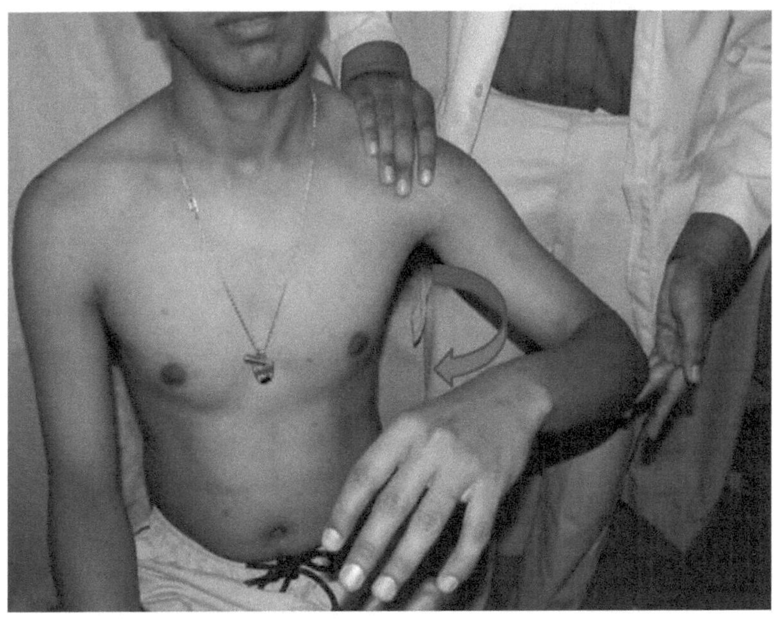

Fig4: Rotação interna ativa livre

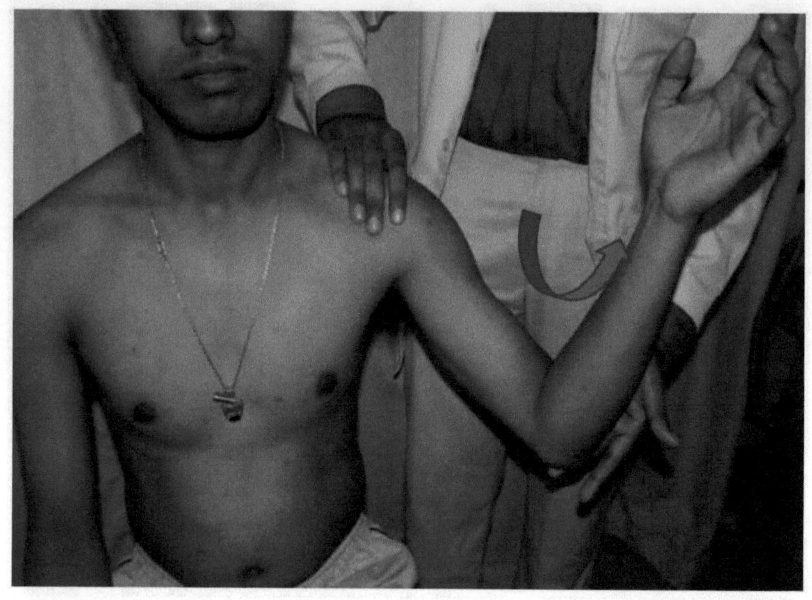

Fig 5: Rotação externa ativa livre

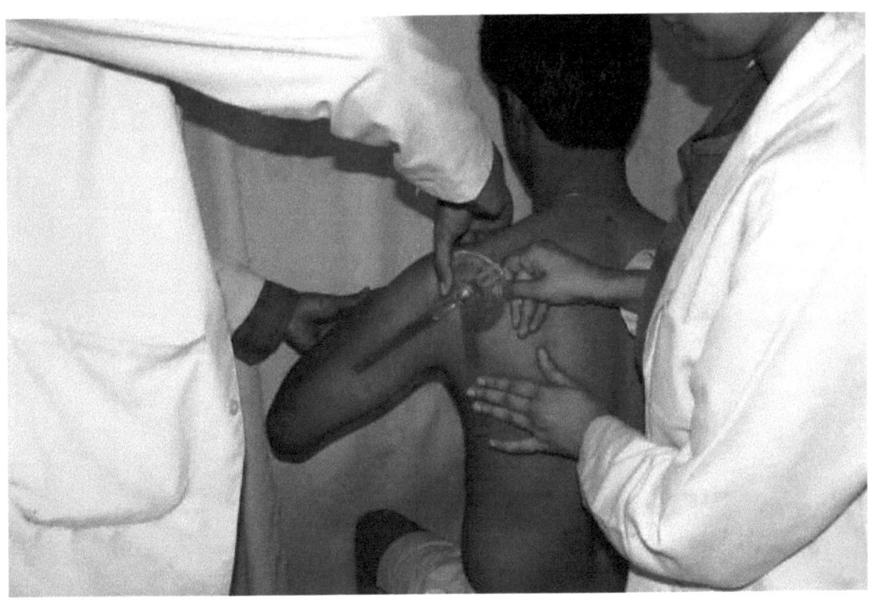

Fig. 6: Medição goniométrica da posição do braço em posição positiva DRST.

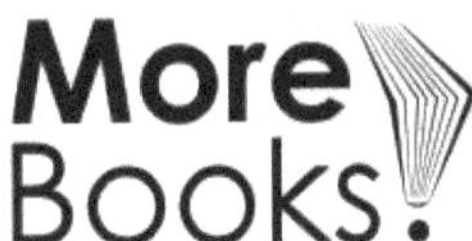

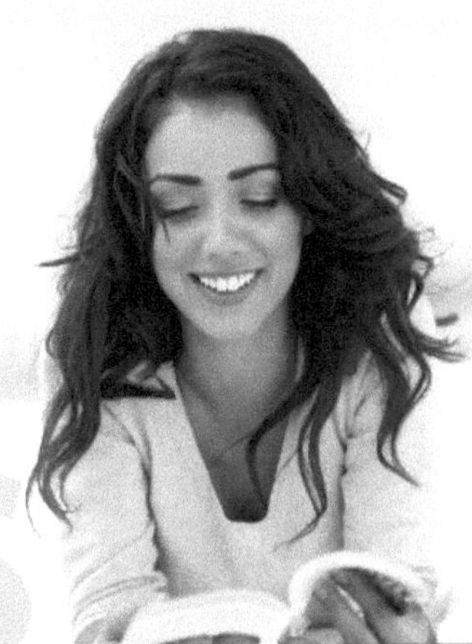

I want morebooks!

Buy your books fast and straightforward online - at one of world's fastest growing online book stores! Environmentally sound due to Print-on-Demand technologies.

Buy your books online at
www.morebooks.shop

Compre os seus livros mais rápido e diretamente na internet, em uma das livrarias on-line com o maior crescimento no mundo! Produção que protege o meio ambiente através das tecnologias de impressão sob demanda.

Compre os seus livros on-line em
www.morebooks.shop

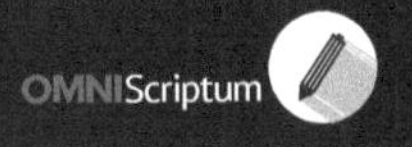

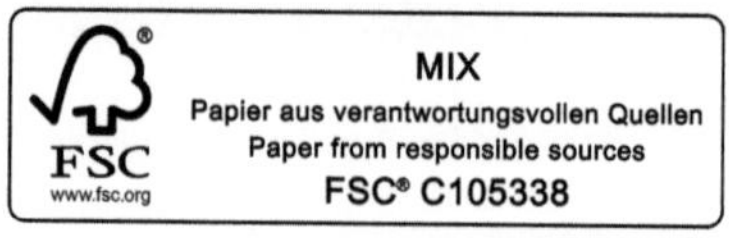

Printed by Books on Demand GmbH, Norderstedt / Germany